流感 禽流感 人禽流感

主编：陈志海
作者：（按姓氏笔划为序）

王凤廷　王丽华　王清玥
冯　亮　李兴旺　陈志海
徐　寒　蔡皓东　潘　馨

北京大学医学出版社
北京大学出版社

图书在版编目（CIP）数据

流感　禽流感　人禽流感/陈志海主编．—北京：北京大学医学出版社，2004.3（2009.3 修订）

ISBN 978-7-81071-566-9

Ⅰ．流… Ⅱ．陈… Ⅲ．①流行性感冒－防治 ②禽病－流感病毒－防治 ③人畜共患病－流感病毒－防治 Ⅳ．① R511.7 ② S858.3 ③ R373.1

中国版本图书馆 CIP 数据核字（2004）第 014222 号

流感　禽流感　人禽流感

主　　编：陈志海
出版发行：北京大学医学出版社（电话：010-82802230）
地　　址：（100191）北京市海淀区学院路 38 号 北京大学医学部院内
网　　址：http://www.pumpress.com.cn
E - mail：booksale@bjmu.edu.cn
印　　刷：北京瑞达方舟印务有限公司
经　　销：新华书店
责任编辑：凤　华　　　责任校对：王怀玲　　　责任印制：郭桂兰
开　　本：787mm×1092mm 1/32　　印张：2　　字数：37 千字
版　　次：2009 年 3 月修订版　2010 年 9 月第 7 次印刷
书　　号：ISBN 978-7-81071-566-9
定　　价：3.90 元

版权所有，违者必究

（凡属质量问题请与本社发行部联系退换）

序

禽流感是禽类的常见病，但近年来，世界上不断发生禽流感病毒侵犯人类的事件。每次禽流感流行，不仅对禽类养殖业造成重大损失，对人民的健康乃至生命也形成巨大威协。除禽流感外，人类历史上，流感造成的损失更大，20世纪第一次流感世界大流行就曾导致2000多万人死亡，此后流感不定期流行，每次都对人类的生命健康造成巨大影响。

为了普及流感与人禽流感的防治知识，北京大学医学出版社与北京大学出版社联合组织编写了这本小册子。本书以卫生部最新颁布的《人禽流感诊疗方案（试行）》以及禽流感消毒、隔离、防护、控制、检测等方面的技术方案为基础编写。文字简结，内容深入浅入浅出，突出实用性和可操作性，使读者能在有限的篇幅内得到最大的信息量。

北京地坛医院原为北京第一传染病医院,是北京大学的传染病教学医院,对北京市传染病的控制做出了重大贡献。在2003年防治传染性非典型肺炎的战斗中,全体工作人员共同努力,收治非典患者300多人,北京市最后一个非典病人就是从地坛医院出院的。本次北京市医务工作者防治禽流感的培训,地坛医院承担了大量工作,本书的主编陈志海医生就是其中的一员。他与其他的编写人员一起,贯彻临床经验与相关理论相结合,我相信这本小册子一定能对大家有所帮助。

全国人大副委员长

北京大学常务副校长、医学部主任

中国科学院院士

2004年2月20日

目　　录

流感与禽流感病毒

1. 流感的病原体是什么? ………………………… 1
2. 流感病毒是如何分类的? ………………………… 2
3. 近年来流行的流感病毒主要是哪些? …………… 2
4. 禽流感的病原体是什么? ………………………… 3
5. 流感病毒的结构是什么? ………………………… 3
6. 流感病毒的血凝素 H 有何功能? ……………… 4
7. 流感病毒的神经氨酸酶 N 有何功能? ………… 4
8. 核蛋白 NP 有何作用? ………………………… 4
9. 基质蛋白 M1 有何作用? ……………………… 5
10. 基质蛋白 M2 有何作用? ……………………… 5
11. 禽流感病毒的致病性是如何确定的? ………… 6
12. 低致病性禽流感病毒可以向高致病性禽流感病毒转变吗? ……………………………………… 6
13. 为什么流感病毒能够发生基因重排? ………… 7
14. 禽流感病毒抗原是否经常发生变异? ………… 7
15. 流感病毒的抵抗力如何? ……………………… 8

流 感

1. 什么是流行性感冒? …………………………………… 9
2. 流感与普通感冒有何区别? …………………………… 10
3. 20世纪人类流感的大流行情况如何? ………………… 11
4. 流感给人类造成的损失有多大? ……………………… 11
5. 流感的传染源是什么? ………………………………… 12
6. 流感是如何传播的? …………………………………… 12
7. 哪些人易患流感? ……………………………………… 13
8. 得过一次流感后可以终生免疫吗? …………………… 13
9. 流感的潜伏期有多长? ………………………………… 14
10. 流感病人的一般临床表现是什么? …………………… 14
11. 肺炎型流感有何表现? ………………………………… 14
12. 中毒型流感有何表现? ………………………………… 15
13. 流感还有哪些特殊类型? ……………………………… 15
14. 流感可引发哪些并发症? ……………………………… 15
15. 流感患者的血象一般有何变化? ……………………… 16
16. 流感的病原学检查包括哪些内容? …………………… 16
17. 如何诊断流感? ………………………………………… 17
18. 流感病人的饮食应注意什么? ………………………… 17
19. 流感的一般治疗包括哪些内容? ……………………… 18
20. 流感患者为什么要加强休息? ………………………… 19

21. 抗M2蛋白类抗病毒药物的作用机理和用法是什么? …… 19
22. 神经氨酸酶抑制剂抗病毒药物的作用机理和
    用法是什么? ………………………………………… 20
23. 我国传统医学如何认识流感? …………………… 21
24. 流感可用哪些中药治疗? ………………………… 22
25. 密切接触流感病人后能否进行药物预防? ……… 22
26. 流感治疗中存在哪些误区? ……………………… 23
27. 流感疫苗的预防效果如何? ……………………… 23
28. 流感疫苗的种类有哪些? ………………………… 24
29. 流感疫苗的毒株成分是如何得到的? …………… 24
30. 为什么每年都需要接种流感疫苗? ……………… 25
31. 流感疫苗接种的适宜对象有哪些? ……………… 25
32. 接种流感疫苗能预防普通感冒吗? ……………… 26
33. 流感疫苗是否可以和其他疫苗同时接种? ……… 26
34. 接种流感疫苗有何注意事项? …………………… 27
35. 接种流感疫苗之后患流感是由于疫苗无效吗? … 27
36. 如何从行为上预防流感? ………………………… 28
37. 防疫部门如何采取预防措施? …………………… 28
38. 近年会出现流感大流行吗? ……………………… 29

禽流感与人禽流感

1. 什么是禽流感、人禽流感? …………………… 30

2. 禽流感就是常说的鸡瘟吗? …………………………………… 30
3. 禽流感的传染源是什么? ……………………………………… 31
4. 禽流感在禽类间是如何传播的? ……………………………… 31
5. 禽流感经过什么途径传染到人? ……………………………… 32
6. 哪些人群易感染禽流感病毒? ………………………………… 32
7. 禽流感是否具有地区性和季节性特征? ……………………… 32
8. 目前传染到人类的高致病性禽流感的发生过程是怎样的? …………………………………………………………… 33
9. 禽流感病毒为什么能传染到人类? …………………………… 33
10. 患禽流感的禽类的病理变化是什么? ………………………… 34
11. 人禽流感的病理表现是什么? ………………………………… 35
12. 人禽流感的临床表现是什么? ………………………………… 35
13. 1997年香港的禽流感患者有何临床表现? ………………… 36
14. 什么是Reye综合征? ………………………………………… 36
15. 禽流感的化验检查有什么特殊表现? ………………………… 37
16. 人禽流感患者的预后与哪些因素有关? ……………………… 37
17. 如何诊断人禽流感病例? ……………………………………… 38
18. 诊断人禽流感时流行病学史是指哪些情况? ………………… 38
19. 如何对禽流感患者进行对症治疗? …………………………… 39
20. 如何对禽流感患者进行抗病毒治疗? ………………………… 39
21. 禽流感患者需要使用抗生素吗? ……………………………… 40
22. 治疗禽流感能使用糖皮质激素吗? …………………………… 40
23. 人禽流感的呼吸支持治疗 ……………………………………… 41

禽流感及人禽流感的预防和控制

1. 为什么禽流感的预防难度很大? ………………………… 42
2. 如何预防禽流感的发生? ………………………………… 43
3. 发生高致病性禽流感疫情后应采取哪些措施? ………… 43
4. 如何进行禽类的免疫预防? ……………………………… 44
5. 如何对仅出现动物禽流感疫情的地区进行消毒? ……… 44
6. 可以对感染高致病性禽流感病毒的禽类进行治疗吗? … 45
7. 如何对密切接触者进行医学观察? ……………………… 45
8. 对与禽流感病毒有密切接触的人群处理原则是什么? … 45
9. 一级防护适用于哪些人员? ……………………………… 46
10. 一级防护措施包括哪些内容? …………………………… 46
11. 二级防护适用于哪些人员? ……………………………… 47
12. 二级防护措施包括哪些内容? …………………………… 47
13. 三级防护的适用人员及防护措施是什么? ……………… 47
14. 对存在职业暴露危险的人员其手部的清洁有哪些要求? … 48
15. 如何对出现人禽流感疫情的地区进行消毒? …………… 48
16. 如何对禽舍、厕所和病家的地面、墙壁、门窗
    进行消毒 …………………………………………………… 49
17. 如何对纺织品进行消毒? ………………………………… 49
18. 如何对动物及病人的排泄物、分泌物和呕吐物
    进行消毒? ………………………………………………… 49

19. 如何对餐（饮）具进行消毒？ …………………………… 50
20. 如何对食物进行消毒？ ………………………………… 50
21. 如何对盛排泄物或呕吐物的容器进行消毒？ …………… 50
22. 如何对运输工具进行消毒？ …………………………… 50
23. 如何对垃圾进行消毒？ ………………………………… 50
24. 如何对污水进行消毒？ ………………………………… 51
25. 如何对空气进行消毒？ ………………………………… 51
26. 各级各类医疗保健机构如何上报人禽流感疫情？ ……… 51
27. 人禽流感疫情报告的程序和时限是什么？ ……………… 52
28. 何为疫情日报和"零"报告？ …………………………… 52
29. 疫情的报告方式是什么？ ……………………………… 53
30. 标本在运送过程中有哪些要求？ ……………………… 53
31. 对标本的包装有哪些要求？ …………………………… 54

流感与禽流感病毒

1. 流感的病原体是什么？

流感的病原体为流感病毒。流感病毒属于正粘病毒科，系RNA病毒。正粘病毒是指对粘蛋白具有特殊亲和性的一类RNA病毒，并为与副粘病毒相区别而得名。该科病毒包括人的甲、乙、丙型和动物的甲、丙型流感病毒。流感病毒的形态为多形性或球形，直径约80~120nm，但刚分离到的病毒多为丝状体。下图为电镜下流感病毒形态。

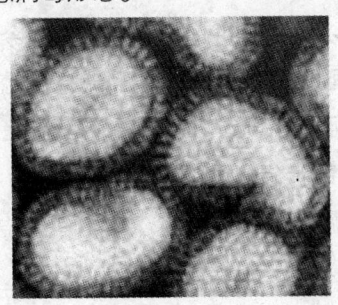

2. 流感病毒是如何分类的？

甲、乙型流感病毒的基因均含有8个节段。病毒RNA的第5片段编码长度为498个氨基酸的蛋白，即NP蛋白。病毒RNA的第7片段编码另一种病毒结构蛋白，即基质蛋白M1。根据NP蛋白、基质蛋白M1抗原性的不同，把流感病毒分为甲、乙、丙（或称A、B、C）三型。甲型流感病毒存在于广谱的温血动物，如禽类、人及其他哺乳动物。乙型、丙型流感病毒主要存在于人体，丙型流感病毒也可在猪体内分离到。

然后再按其红细胞凝集素H和神经氨酸酶N的抗原性不同将各型流感病毒分为若干个亚型。红细胞凝集素H有H1~H16共16个亚型，神经氨酸酶N有N1~N10共10个亚型。传统的感染人类的流感病毒亚型主要是3个H抗原即H1、H2、H3以及2个N抗原即N1、N2。如引起人类第一、二、三次流感大流行的病毒分别是H1N1、H2N2和H3N2。

3. 近年来流行的流感病毒主要是哪些？

自1968年以来，H3N2一直流行至今，1977年暴发H1N1也没有能取代H3N2。近年来流行的流感毒株以H3N2为主，H1N1也可以分离到。乙型流感发病呈增加趋势，以散发为主，也有局部流行。丙型流感多表现为小儿上呼吸道感染，一般不引起流行。

4. 禽流感的病原体是什么？

流感病毒包括甲、乙、丙三型。乙型和丙型主要引起人类的感染。甲型流感病毒可以引起禽类感染，也称禽流感病毒（Avian influenza virus，AIV），其中部分亚型还可以感染人类和其他哺乳动物。由于H5N1是目前引起禽流感并传染给人类的主要亚型，所以常说的禽流感病毒主要是指H5N1，其次为H7N7、H9N2。

5. 流感病毒的结构是什么？

流感病毒的结构由内到外分为三层：包膜、膜蛋白（M）和核心（如下图）。包膜是位于膜蛋白外的双层脂质，其上嵌有两种糖蛋白突起，即血凝素（HA或H）和神经氨酸酶（NA或N）（丙型流感病毒缺乏此酶）。膜蛋白是包绕在病毒核心外的一层膜样结构，与包膜的类脂层紧密结合并支持包膜，有型特异性。核心由核蛋白（NP）包绕RNA形成核糖核蛋白，有型特异性。

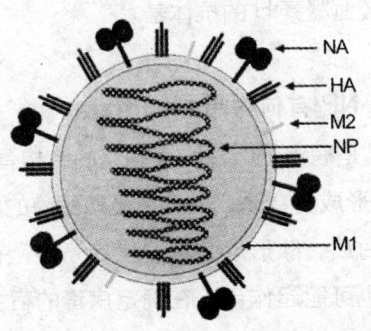

6. 流感病毒的血凝素 H 有何功能？

血凝素 H 能与多种动物的红细胞表面上的受体结合，使红细胞发生凝集；它在病毒感染时能识别靶细胞表面受体并与受体相结合，具有与靶细胞膜融合的活性，在感染靶细胞、决定宿主范围等方面起着重要作用；它能诱导机体产生保护性中和抗体；另外，血凝素 H 的抗原变异性很强，是病毒逃避宿主免疫系统打击的主要手段。

7. 流感病毒的神经氨酸酶 N 有何功能？

神经氨酸酶 N 具有唾液酸酶活性，能切割糖蛋白、糖脂和寡聚糖表面通过酮基连接的唾液酸，从而保证病毒从感染细胞释放并防止病毒释放后形成聚集体；它能切除呼吸道粘液中的神经氨酸，防止病毒失活并提高病毒进入呼吸道上皮细胞的穿透力。

神经氨酸酶 N 的抗体也有一定的抗病毒作用，但并不是中和抗体，作用较血凝素 H 的抗体差。

8. 核蛋白 NP 有何作用？

核蛋白 NP 是病毒基因片段 5 编码的结构蛋白。NP 包裹病毒 RNA 片段，形成复合体，使其免受核酸酶的作用。核蛋白是一种多功能蛋白质，除形成病毒的核衣壳外，在病毒基因组的转录和复制中也可能起作用，在确定病毒的宿主特异性方面也有作用。

针对核蛋白的单克隆抗体不是中和抗体,只有很弱的保护作用。

9. 基质蛋白 M1 有何作用?

流感病毒的基质蛋白有 2 种,即 M1、M2。M1 是病毒的主要结构蛋白,占流感病毒蛋白总量的 40%。M1 具有型特异性,其抗原性的差异是流感病毒分型的依据之一。M1 除维持病毒粒子的正常形态外,还能调节病毒转录酶的活性,在子代病毒粒子的装配方面也起作用。

M1 蛋白单克隆抗体对肌体没有保护作用。

10. 基质蛋白 M2 有何作用?

M2 是一种跨膜蛋白,主要以四聚体形式存在于感染细胞的细胞膜上。在血凝素 HA 合成过程中,作为离子通道控制高尔基体内的 pH 值,使高尔基体内 pH 值升高,HA 呈现成熟病毒颗粒特有的构型,具有这种 HA 构型的病毒粒子才有感染性。在流感病毒复制的早期,M2 可控制病毒核糖核蛋白的释放,启动病毒的脱壳。同时 M2 在病毒装配的过程中也起作用。

M2 蛋白单克隆抗体并不是保护性中和抗体,仅对病毒有一定抑制作用。

11. 禽流感病毒的致病性是如何确定的？

根据病毒毒力的不同，可以将病毒分为高致病性、低致病性和非致病性三类。世界动物卫生组织对高致病性禽流感病毒的确定标准为：将1:10稀释的含流感病毒尿囊液0.2毫升，静脉注射给8只4~8周龄的易感鸡。在接种后10天内，能导致6只或6只以上死亡的，属于高致病性禽流感病毒。

与病毒致病性相关的抗原主要是H蛋白，其次是N蛋白。高致病性流感病毒大部分是H5或H7亚型中的某些病毒（也有H4等其它亚型）。

12. 低致病性禽流感病毒可以向高致病性禽流感病毒转变吗？

禽流感病毒是分节段的、单股负链RNA病毒，其病毒基因组的复制和转录是通过RNA依赖的RNA聚合酶和转录酶实现的。这两种酶都是由自身基因编码的，错误率较高，专一性较差，故病毒在复制和转录过程中易发生变异。另外，由于病毒的基因是分节段的，很容易发生基因重组和重排，因此低致病性禽流感病毒通过基因突变或与同期流行的高致病性禽流感病毒重组，可以转变成高致病性禽流感病毒。

1983年美国宾夕法尼亚和1994年墨西哥禽流感暴发流行，都是由低致病性H5亚型突然转变为高致病力毒株而发生的。

13. 为什么流感病毒能够发生基因重排?

流感病毒的基因组是由不连续的 RNA 节段组成的,甲型和乙型流感病毒含有 8 个节段,丙型含有 7 个节段。当 2 个或 2 个以上的不同病毒粒子同时感染一个宿主细胞时,在病毒的增殖过程中,不同粒子的 8 个基因组片断可以随机互相交换,从而使核酸片段重新组合。

14. 禽流感病毒抗原是否经常发生变异?

流感病毒的抗原性和致病性很容易发生变异。主要是为了逃脱宿主的获得性免疫。流感病毒通过两种主要的机制即抗原性的转换(shift)和抗原性的漂移(drift)改变其抗原性。

由基因组自发的点突变引起的小幅度的变异称为抗原漂移。每隔 10 至 15 年,抗原就要发生一次较大的变异。在甲型流感病毒中,抗原漂移是由 HA 和(或)NA 基因发生点突变引起的,其中 HA 的变异率最高。一般认为,针对 HA 和 NA 的免疫压力是抗原漂移的主要原因。这也正是流感疫苗每隔几年就要改变的原因。

由于突变幅度较大,导致新的亚型产生,这种变异称为抗原转换。抗原转换可造成新的流感的暴发流行,抗原变异涉及的抗原的数量和幅度的大小,可直接影响流行的规模。

15. 流感病毒的抵抗力如何？

流感病毒在外界抵抗力较弱，对热相当敏感。根据最新卫生部文件，流感病毒在65℃条件下30分钟、在100℃条件下2分钟即可灭活。pH值在3.0时病毒感染力即被破坏。阳光直射40~48小时、紫外线照射可迅速灭活流感病毒。病毒对乙醇、汞、氯、酚、甲醛、乙醚、氯仿等化学物质较敏感，肥皂和去污剂对流感病毒亦有灭活作用。

2 流　感

1. 什么是流行性感冒？

流行性感冒（简称流感），是由流感病毒感染引起的一种急性呼吸道传染病。流感病毒分为甲、乙、丙三型，其中甲型最为常见。流感的发病率为10%~30%，全世界每年至少有6亿人患流感。甲型流感病毒常在10~15年内发生突变，出现新的亚型，引起大流行。而人对各型流感病毒之间无交叉免疫能力，故每年都有不同范围的新亚型流感流行。

流感最显著的特点是：突然暴发、迅速蔓延、波及面广，易引起流行和大流行。本病传染性极强，常在冬春季流行。主要症状表现为：发热、乏力、头痛、全身肌肉酸痛、关节痛及咳嗽、流涕等呼吸道症状。部分患者病程可持续两周或更长时间，老年患者及慢性病患者易出现下呼吸道合并症及心肌炎、肌炎、脑炎等并发症。

2. 流感与普通感冒有何区别?

感冒包括普通感冒和流行性感冒。

普通感冒是鼻、鼻咽、咽喉等上呼吸道的急性炎症，统称急性上呼吸道感染（上感）。各种病毒和细菌都可以引起上呼吸道感染，以病毒多见，占原发性感染的90%以上。常见病毒中，由鼻病毒引起的感冒约占感冒总数的50%，冠状病毒引起的约占15%~20%，腺病毒引起的约占10%，柯萨奇病毒、埃可病毒以及其他肠道病毒引起的约占10%，呼吸道合胞病毒引起的约占5%~10%，其他为类流感病毒等。常见细菌感染以溶血性链球菌最为多见，其次为肺炎球菌、葡萄球菌、流感杆菌等。本病为临床常见病、多发病，发病率较高。一年四季均可发生，冬春季最多见。可发生于任何年龄，以小儿发病率最高。常呈散发性，偶可造成流行。

流行性感冒是由流感病毒引起的一种急性呼吸道传染病。主要通过飞沫与直接接触传播，具有高度传染性，常易造成大范围甚至世界性大流行。流感比感冒来势更凶猛，持续时间也更长。流感与普通感冒相比，早期症状更严重，除头痛、咽痛外流感患者还会出现高热、战栗、肌肉酸痛等严重的全身症状。流感对人体的潜在危害要远远大于普通感冒。除了引起上呼吸道感染症状外，流感可引发多系统病变。

3. 20世纪人类流感的大流行情况如何？

在20世纪人类发生了四次流感大流行。

第一次为西班牙流感。发生于1918~1919年，首发于美国，数月内传遍全世界，导致2000万人死亡，是人类历史上最严重的一次流感流行。由于此次流感导致大批西班牙人死亡，故常称为西班牙流感。致病毒株为H1N1。

第二次为亚洲流感。发生于1957~1958年，首发于我国贵州，其后播散至世界各地。全球受影响的人数占总人口的10%至30%，但死亡率较1919年的流感低，约为总人口的0.25%。流行毒株为H2N2。

第三次为香港流感。发生于1968~1969年，首发于香港，全球的死亡人数达70万人，其中美国就占3万多人。流行毒株为H3N2。

第四次为前苏联流感。发生于1977年，起源于我国北部地区，流行毒株为H1N1。

4. 流感给人类造成的损失有多大？

20世纪暴发的最为严重的传染病就是流感，给人类的健康和生命造成了严重的损失。20世纪第一次流感大流行，首先在美国暴发，迅速席卷全球，一直持续了两年之久（1918~1920年）。此次流感大流行至少造成2000万人死亡，这个数字远远高于在第一次世界大战死于战火的人数——850万。1957年和

1968年的流感大流行又夺走了150余万人的生命。

除了造成大量患者死亡以外,流感还给一个国家的经济造成巨大损失。据统计,欧美每年因流感损失的工作日多达8000万个。在美国,全国医疗费用中有20%~30%用于治疗流感的,每年因流感造成的经济损失高达30亿~50亿美元。

我国是流感的多发区,流感的流行或局部暴发基本上每年都有,每年有一亿多人感染流感病毒,到医院就医者超过50万人,北方地区情况更为严重。以首都北京为例,1957年爆发流感时,大约50%的人被感染,众多的工厂和学校因此而停产和停课。正因为如此,医学界公认流感的危害不亚于艾滋病和战争。

5. 流感的传染源是什么?

流感的主要传染源首先是急性期流感病人,其次为隐性感染者及病毒携带者。病人自潜伏期末到发病后3天,从鼻涕、唾液、痰液中排除大量病毒,在病初2至3天传染性最强。隐性感染者体内有病毒增殖,无明显症状不易被发现。轻型病人和隐性感染者数量大,常从事正常活动,是最危险的传染源。

目前已有猪流感和禽流感感染人类的证据,其他动物的流感是否能传染到人,尚需要进一步研究。

6. 流感是如何传播的?

流感主要通过空气和飞沫传播,病毒的活性在空气中可保持30分钟。病毒传播的速度和范围与人口的拥挤程度有关。病毒可通过接触污染了的茶具、食具、毛巾和玩具传播。流感病毒一般可在物品表面保持3天。

7. 哪些人易患流感？

人群普遍易患流感，但60岁以上的老年人、体弱多病的人及青少年最容易得流感。这部分人群由于身体条件的原因，对流感病毒异常敏感，而且引起并发症的概率更大。流感死亡病例中，95%的患者年龄在60岁以上。此外，由于流感具有很强的传染性，工作岗位处于人流密集区的人群被感染的机会也很大，如医生、公交系统司乘人员、商场员工等。

8. 得过一次流感后可以终生免疫吗？

人类感染流感病毒后能够获得对相应毒株的免疫力，可维持2~4年。但流感病毒有甲、乙、丙三型，其中甲型病毒最容易发生变异，根据血凝素H和神经氨酸酶N又可以分为很多亚型，不同亚型还会变异出更多的病毒株。各病毒型、病毒亚型之间没有交叉免疫力，所以感染一次流感病毒并不能终生免疫。

人们对流感病毒变异所产生的新种系往往没有免疫力，所以新型流感的暴发流行可能是灾难性的。不仅会引起一些严重的症状，如高烧、剧烈咳嗽、头疼、全身酸痛等，还会引起流感并发症如心肌炎、肺炎、哮喘等。对患有心肺疾病、肾功能障碍和糖尿病等慢性病的人群，流感会加重其病情，严重的可能导致死亡。美国的一份统计资料显示，世界每年因流感而住院的患者高达 15 万~20 万人，仅 1989 年至 1990 年一次流行就使死亡人数高达 55000 人。

9. 流感的潜伏期有多长？

流感的潜伏期为 1~3 天，最短为数小时。潜伏期的患者已存在传染性，所以与流感病人密切接触后，需注意自我隔离观察 3 天，以免传染到周围人群。

10. 流感病人的一般临床表现是什么？

流感的临床表现可分为单纯型流感、肺炎型流感和中毒型流感三种类型。单纯型流感是最常见、最普通的流感。表现为：起病急骤、畏寒、发热、头痛、肌肉酸痛及全身无力，并有轻度呼吸道症状，如鼻塞、流涕、喷嚏、咳嗽。咳嗽多为干咳伴有咽痛。剧咳时可伴有胸骨后痛，少数患者有胃肠道症状。发热与临床症状可在 1~2 天达高峰，3~5 天内退热，1 周左右症状也随之消失，但乏力可持续 2 周以上，体力恢复较慢。

11. 肺炎型流感有何表现？

肺炎型流感较少见，易发生于老年、幼儿或慢性心、肺、肾或采用免疫抑制剂治疗的患者。初起病时与单纯型流感病人相似，起病 24 小时后，病情迅速加重，持续高热、烦躁、剧烈咳嗽、痰呈血性，并有呼吸困难及发绀，双肺湿啰音，但无肺实变体征。胸片呈双肺散在絮状阴影。痰培养无常见的病原菌生长，易分离出流感病毒。严重者可因心功能不全及肺水肿而死亡。

12. 中毒型流感有何表现？

中毒型流感：肺部病变不明显，但具有神经系统及全身血管系统损害。临床上有脑膜炎或脑炎的症状，如高热不退、神志昏迷、谵妄。儿童可出现抽搐，并出现脑膜刺激征，脑脊液细胞数可轻度增加。少数可出现中毒性心肌炎。此型死亡率高。

13. 流感还有哪些特殊类型？

除单纯型、肺炎型和中毒型流感外，流感还有胃肠型，表现为呕吐、腹痛、腹泻等。此外，流感还可以引起脑膜炎、脑炎，出现各种神经系统症状。流感病毒性心肌炎、心包炎、肾炎、腮腺炎也偶有报道。

14. 流感可引发哪些并发症？

流感可导致一些严重的并发症。最常见的是继发细菌感染，如肺炎、咽喉炎、中耳炎、鼻窦炎、支气管炎。因为病毒破坏了呼吸道上皮细胞，损害了呼吸道的自然防卫功能，致使致病细菌趁虚而入，并在局部聚积，引起感染。最常见的致病细菌为肺炎球菌、金黄色葡萄球菌、流感杆菌等。继发细菌感染多在流感病情已有好转之后发生,也可与流感病毒肺炎同时存在。流感病毒肺炎表现为两肺灶性或大片浸润,可伴有胸膜炎,出现胸水或脓胸,病死率较高。

流感可加重原有的慢性病,包括心脏病、肺炎、肾脏疾病和糖尿病等,导致相应器官功能衰竭。器官功能衰竭是导致患者死亡的重要原因。

15. 流感患者的血象一般有何变化?

流感患者的外周血检查可显示白细胞总数在急性期下降,淋巴细胞比例增高。如合并细菌感染,白细胞总数及中性粒细胞比例增高。

16. 流感的病原学检查包括哪些内容?

病原学结果是确诊流感的必要内容,包括:

(1)病毒分离:从患者鼻咽分泌物或口腔含漱液分离流感病毒。

(2)血清学检查:恢复期血清中抗流感病毒抗体滴度比急性期高4倍或以上。

(3)抗原检查:在患者脱落的上皮细胞中查到流感病毒颗粒特异的蛋白成分或特异的核酸。

(4)病毒增殖:采集标本经敏感细胞过夜增殖后,查到流感病毒颗粒特异的蛋白、非结构蛋白或特异的核酸。

17. 如何诊断流感?

流感的诊断包括疑似病例和确诊病例的诊断。疑似病例诊断要有流行病学史和相应的临床表现。

流行病学史：由于流感常有暴发流行，在流行季节一个单位或地区同时出现大量上呼吸道感染病人，或在医院门、急诊就医的上呼吸道感染病人明显增加，就表明流感可能正在流行。

临床症状：急性发作，出现畏寒、高热、头痛、全身酸痛、乏力等全身中毒症状，可伴有鼻塞、流涕、喷嚏、咽痛、流泪、咳嗽等类似感冒和上呼吸道感染的症状。可出现肺炎型、中毒型和胃肠型流感的症状。

在疑似病例的基础上，如果有病原学结果，可以诊断为确诊病例。

18. 流感病人的饮食应注意什么?

感冒时胃蠕动变缓，消化液分泌减少，高脂肪、高蛋白的食物容易引起消化不良；不进食会造成机体所需热量供应不足，减缓康复。所以应进食清淡易消化食物。

（1）选择容易消化的流质饮食如菜汤、稀粥、蛋汤、蛋羹、牛奶等。

（2）饮食宜清淡少油腻，既满足营养的需要，又能增进食欲。可供给白米粥、小米粥、小豆粥，配合甜酱菜、大头菜、榨菜或豆腐乳等小菜，以清淡、爽口为宜。

（3）保证水分的供给。可多喝酸性果汁如山楂汁、猕猴桃汁、红枣汁、鲜橙汁、西瓜汁等以促进胃液分泌，增进食欲。

（4）多食含维生素C、E及红色的食物，如西红柿、苹果、葡萄、枣、草莓、甜菜、桔子、西瓜及牛奶、鸡蛋等。预防感冒的发生。

（5）饮食宜少量多餐。如退烧食欲好转后，可改为半流质饮食，如面片汤、清鸡汤龙须面、小馄饨、菜泥粥、肉松粥、肝泥粥、蛋花粥。

19. 流感的一般治疗包括哪些内容？

流感的治疗主要是对症和支持治疗：

（1）非药物治疗：充分休息，睡眠充足，多饮水，吃流质或半流质饮食，保持鼻、咽、口腔卫生。戒烟、戒酒。

（2）对症治疗：高热头痛者给予解热镇痛剂，常用的药物有速效感冒胶囊、百服宁等。咳嗽者给予止咳剂，如复方甘草止咳糖浆等。

（3）补液治疗：症状严重的患者，给予静脉补液，保证水、电解质、能量及维生素供应。

（4）肺炎型流感的治疗：要注意早期发现，及时治疗，吸氧，防止呼吸衰竭和心功能不全的发生。酌情用抗生素，防止继发感染。呼吸衰竭者，及时使用无创呼吸机支持治疗。无创呼吸机不能纠正的呼吸衰竭，可用有创呼吸机。

（5）一旦有继发感染发生，可用青霉素或头孢类抗生素，必要时使用广谱抗生素。

（6）中毒症状严重者，可考虑短期使用糖皮质激素，如地塞米松10mg，连用3天。

20. 流感患者为什么要加强休息？

患流感时人体内新陈代谢加快，以提高机体的抗病能力。这时病人应卧床休息，保存体力，为机体创造有利的抗病条件。如果进行体育锻炼，会使体内产热进一步增加，代谢更加旺盛，势必造成体温过高，进而体内调节功能失常，体内的能量物质包括糖、脂肪、蛋白质等消耗过多，反而会削弱人体的抵抗力，并使氧的消耗量大大增加，以致加重心、肺等系统的负担，诱发严重心、肺并发症。

21. 抗M2蛋白类抗病毒药物的作用机理和用法是什么？

目前不存在抗病毒的特效药物，但有两类药物可以抑制流感病毒复制，有一定的治疗作用。

其中一类是作用于病毒M2蛋白的药物。该类药物主要通过干扰M2离子通道活性来抑制流感病毒的复制，可减轻病情，缩短病程。主要用于密切接触者的预防和流感早期（发病2~3天内）的治疗。由于乙型流感病毒不具有M2蛋白，因此该类药物仅对甲型流感病毒有效，对乙型流感病毒无效。该类药物使用后，易诱发流感病毒产生耐药株。

金刚烷胺：成人剂量为每次100mg，2次/日，疗程5天；

1~9岁儿童为每天5mg/kg,分2次口服,每日总量不超过150mg;老年人及肾功能受损者剂量酌减。约有14%患者出现不良反应,主要应注意神经系统和消化系统的不良反应。前者包括焦虑、注意力不集中、眩晕、嗜睡等,重者可出现谵妄、抽搐、运动失调;后者包括恶心、呕吐、食欲不振、腹痛等。有癫痫病史者忌用。

金刚乙胺:每次应用剂量与金刚烷胺相同,但口服后吸收较慢,血浆浓度低,半衰期为24~36小时。因此,每日仅服一次,且神经系统不良反应比金刚烷胺少见。

22. 神经氨酸酶抑制剂抗病毒药物的作用机理和用法是什么?

神经氨酸酶(NA)抑制剂通过抑制流感病毒的神经氨酸酶而抑制病毒复制,减轻病毒的致病力,从而达到抗病毒和治疗流感的作用。主要用于早期(发病在两天内)治疗。由于甲、乙型流感病毒表面均存在神经氨酸酶,因而该药对甲、乙型流感病毒均有效,但对具有合并症的流感疗效较差,对全身性感染几乎无效。

扎那米韦:是一种喷雾剂。流感患者使用本品在短期内能改善流感症状,症状初起2天内用药疗效明显,可用于成年患者和12岁以上的青少年患者,治疗由甲型和乙型流感病毒引起的流感。该药经口腔吸入给药。用法为:每日10mg,分两次吸入,一次5mg,间隔约12小时,连用5天。应当注意,使用扎那米韦不能减少流感传染的危险性。另外,该药有诱发老年患者发生支气管哮喘的危险。

奥司他韦:是一种特异性流感病毒 NA 抑制剂,能有效地预防和治疗甲、乙型流感,且耐受性良好。对耐金刚烷胺和金刚乙胺的流感仍有效,但对其他呼吸道病毒感染无效。临床推荐的治疗流感给药方案是 75mg,2 次/日,疗程 5 天。在出现症状的 2 天内开始服药。奥司他韦能明显缩短流感病程,减轻临床症状,为人类控制流感提供了一个新的有效选择。

23. 我国传统医学如何认识流感?

感冒有"伤风"、"时疫"之分,普通感冒叫"伤风",流感叫"时疫"。普通感冒一年四季均可发生,其症状轻,时间短,容易治疗。流感常常在由冷变暖、由暖变冷的春冬季节发生,不仅有一定的时间性,而且发病人数众多。其病症状重,时间长,并容易伴有肺炎、肠胃病、红斑狼疮等并发症。

中医认为"万病皆从感冒起","感冒不治皆成痨"。在这里,"万"指大多数,"痨"指难治、病程长的病。流感流行之前,要根据天气变化,注意饮食起居,不要着凉,及时添加衣服防寒保暖,少吃海鲜、鸡等热量大、营养高的食物,多吃五谷杂粮、水果、蔬菜等清淡食物。特别是小孩与老人不要到公共场所去。另外,饮用一些清热解表、调和营卫的姜枣汤、葱白豆豉汤、菊花薄荷汤、荸荠鸭梨汤加以预防。中医根据流感病人的情况进行辨证论治,用中药治疗可减轻症状,减少副作用，缩短病程，防止并发症。

24. 流感可用哪些中药治疗？

基本方：芥穗1钱（3克），白芷、板蓝根、建麴、甘菊花各3钱（9克），3碗煲成大半碗即可。头痛：用荆芥穗（一般用荆芥，用芥穗取其轻清上首）、甘菊花、白芷、京子，可增加头部微血管循环，减轻头痛。

浑身酸痛：用葛根、桑枝、丝瓜络、牛大力。

发烧：清热消炎，可用甘菊花、连翘、金银花、黄芩。

食欲不振：用建麴，可以宽中，调理脾胃、驱外感。

呕吐：可用藿香、厚朴、法夏、陈皮。

流鼻涕：可用薄荷叶、淡豆豉、葱白，收鼻水、止鼻塞。如情况严重，可加辛夷花、苍耳子。

咽喉痛：用连翘、板蓝根、大青叶、前胡、津梗，可消炎。

咳嗽：可用传统宣肺热的麻杏石甘汤，有麻黄、杏仁、津梗、生石膏（使用与否看个别情形而定）、甘草等。

25. 密切接触流感病人后能否进行药物预防？

可以。常用金刚烷胺、金刚乙胺或奥司他韦进行预防。用法为：金刚烷胺100mg/次，1次/日，共使用7天。金刚乙胺用法同金刚烷胺。奥司他韦75mg/次，1次/日，疗程7天。在接触传染源的2天内开始服药。

26. 流感治疗中存在哪些误区？

（1）自购药品，不合理用药。很多家庭自备小药箱，内有抗生素、退热药、抗感冒药物。殊不知，抗生素对流感病毒无效，使用不当反而会出现药物不良反应。大量盲目使用解热镇痛剂也能造成肝脏、骨髓等损害。有些止咳糖浆中含有可待因、麻黄碱，具有镇咳、平喘作用，遵照医嘱或严格按照说明书服用是不会上瘾的，但是滥用就会上瘾，对身体造成损害。

（2）过分关注体温，盲目退热。在急诊病人中许多病人或其亲属，只要病人发烧，不管体温多高，就强烈要求医生退热。发热其实是人体的一种自我保护的炎症反应，有利于消灭病原体。只有病原体被歼灭，致热原不再产生，体温才能降为正常。若使用退热药物降温，也许一时体温下降，但没有解决根本问题，病人仍旧会再发热，甚至干扰机体的免疫反应。所以除3个月以内的婴儿外，一般人因流感发烧时，若是精神、食欲等状况良好，不必急于强力退热。可在体温超过一定限度时再积极处理。

27. 流感疫苗的预防效果如何？

疫苗的效果常不稳定，而且只能降低发病率，不能控制流行。常用的减毒活疫苗和灭活疫苗，在疫苗株和流行病毒株抗原性一致的情况下，均有肯定的预防效果。减毒活疫苗采用鼻腔接种，通过让机体发生类似流感隐性感染的过程而获得免疫力,一般临床反应较轻。灭活疫苗采用皮下注射,副作用小,但由于生产过程复杂而难以大量供应,只限于保护重点人群。

28. 流感疫苗的种类有哪些?

目前国际市场上有如下几种流感疫苗:

(1)三价裂解疫苗:此疫苗在生产过程中保存了外部、内部抗原,抗原性好,副作用小,是世界上最先进的流感疫苗。疫苗毒株成分每年进行更改,处方含有三种毒株,通常为两种甲型病毒,一种乙型病毒。免疫成功率在86%以上。

(2)亚单位疫苗:该疫苗除去了内部抗原和脂质层,故较安全,副作用小,但抗原性较差,价格便宜。

(3)全病毒苗:即保存了内部抗原,又保存外部抗原,但因其脂质层未去除,故副作用较大。

(4)减毒灭活疫苗:由流感病毒通过减毒得到,生产过程简单,价格便宜。但由于流感病毒经常变异,病毒减毒成功后,流行株常已变异,故预防效果不理想。

目前,被我国卫生部引进并在全国各城市防疫部门统一推广使用的流感疫苗属于三价裂解疫苗。

29. 流感疫苗的毒株成分是如何得到的?

流感属于世界同源性传染病,世界卫生组织建立了一个包含80多个国家、120多个城市的流感监测网,并设4个流感参照和研究协作中心。每个国家的流感中心从当年全国各地送来的毒株中，选出有一定变异的毒株送到中心，该机构会从中选出与以前的流行株相比，达到一定变异、可能在下一流行年度在全球大部分地区引起流行的毒株推荐给世界各地的疫苗生产厂家，作为下一流行年度生产流感疫苗的组分株。我国目前使用的流感疫苗均是如此生产出来的。

30. 为什么每年都需要接种流感疫苗？

流感疫苗是针对引起流感流行的两种甲型流感病毒和一种乙型流感病毒而研制的。接种了流感疫苗，一周后就能在人体内产生抗体，两周免疫抗体可达最高水平，一般可保护一年。但对其他病毒或细菌引起的感冒无效。如得过流感，在一定的时间内，人体对该流感病毒有抗体，但其抗体保护持续时间并不长，一般在8~12个月。而流感病毒的最大特点之一是易发生变异，以至人体内的抗体不能有效地提供保护，这就是为什么流感疫苗需要每年接种的原因。

31. 流感疫苗接种的适宜对象有哪些？

流感疫苗接种对象主要为高危人群，即患流感后有生命危险者和与流感患者密切接触者，具体包括：

（1）60岁以上人群。

（2）慢性病患者及体弱者。

（3）免疫力低下者，如长期服用激素、放疗、化疗的病人及艾滋病感染等免疫系统疾病病人。

（4）医护人员。

（5）托幼机构的儿童及在校的大中小学生。

（6）为公众服务的人员，如公交、商业、服务人员及人员集中的单位工作人员等。

32. 接种流感疫苗能预防普通感冒吗？

流感疫苗只能预防甲1型、甲3型和乙型三种流感，不能预防普通感冒。不过，近几年国内外观察发现，注射流感疫苗也可以在一定程度上减少普通感冒的发生。国外一项研究显示，注射流感疫苗预防流感的有效率为89%，减少类流感77.4%，减少上感（包括感冒）症状47.8%。2000年北京市疾病预防与控制中心对6000人接种流感疫苗的回顾性调查也证实：流感疫苗可以减少普通感冒的发生，并对患有慢性支气管炎、哮喘、慢性咽炎等疾病的患者有降低发病次数的作用。

33. 流感疫苗是否可以和其他疫苗同时接种？

秋冬季需要接种的活疫苗有麻腮风疫苗、水痘疫苗、国产甲肝疫苗；死疫苗有流感疫苗、肺炎疫苗、进口甲肝疫苗、乙肝疫苗、出血热疫苗等。如果接种的第一种疫苗是活疫苗，那么要接种第二种疫苗之前要间隔4周；如果是死疫苗，则应间隔两周。目前还有一些疫苗可以联合接种，如流感疫苗和肺炎疫苗，甲肝疫苗和乙肝疫苗，不过要分别接种在左臂和右臂三角肌。

34. 接种流感疫苗有何注意事项?

接种时间:由于接种 2 周后才能有保护作用,流感疫苗在流感到来前 1 个月的时候进行接种,效果最佳。我国北方地区接种流感疫苗的最佳时间为 10~12 月份,南方地区一般是 9、10 月份到第二年的 2 月份。每年接种一次。所接种的疫苗应与现行流行株相一致。

剂量:成人和儿童接种流感疫苗在剂量上是有差别的。半岁至三岁之间的孩子注射剂量为 0.25 毫升,一个月后加强一次。三岁以上孩子的注射剂量就和成人一样,一次 0.5 毫升,不需加强。

不良反应:一般流感疫苗接种在上臂的三角肌处,注射后局部会有红肿、发热、疼痛的现象,这些症状几天就会消失。儿童可有类似流感的症状,可持续 1~2 天。偶可见过敏反应(对鸡蛋过敏者)。罕见格林-巴利综合征。

35. 接种流感疫苗之后患流感是由于疫苗无效吗?

接种流感疫苗后再得流感,其原因是多方面的。

(1)疫苗接种应在流感流行之前进行,至少应提前 10 天。这是因为疫苗进入人体,刺激机体产生抗流感病毒的抗体,一般需要 10 天左右才能逐渐增加达到高峰,保护期约一年。

(2)接种的疫苗应与正在流行的流感病毒抗原型相一致。如当年主要流行的病毒株为 H3N2,所接种疫苗就应含有足够量的 H3N2 抗原。

（3）疫苗的保护力要好，即疫苗接种后，免疫有效率至少在80%以上，也就是说，要使80%以上的人获得免疫保护。

（4）疫苗的保存条件、接种人员是否按规定程序进行注射，以及被接种者自身状况等均与免疫效果有关。

因此，接种流感疫苗后，再患流感的原因是多方面的，不能因此认为流感疫苗不管用。

36. 如何从行为上预防流感？

尽量少带儿童去拥挤的公共场所；少去医院门诊部病人集中的地方；必要时甚至要停课、停去托儿所；小儿进入流感的高危区域时应戴口罩；居室每日开窗通风换气；服用板蓝根冲剂、房间熏醋等做法可能有一定作用。

在流感流行季节，如果突然出现高热、寒战、头痛等症状，应及时就医。

37. 防疫部门如何采取预防措施？

（1）疫情监测和预测。由于流感的流行规律及其影响因素，世界卫生组织（WHO）建立了国际流感中心与各成员的流感中心密切联系进行疫情监测。

（2）疫苗预防。流感疫苗有减毒活疫苗和灭活疫苗两种。免疫后在半年至一年左右有预防同型流感的作用。活疫苗副作用大，故用于青壮年，而老年人则用死疫苗。

(3)化学药物预防。金刚烷胺、奥司他韦等。

(4)早期发现和迅速诊断病人,及时报告疫情和采取措施。

流感具有突发、传播迅速、流行时间短、病例众多等特征,但它也是可预防可治疗的。

38. 近年会出现流感大流行吗?

甲型流感从散发-高发-中小流行-大流行,是个连续的过程,人们关注的是甲型流感病毒出现新亚型的全球流行。

由于近年来甲3型流感病毒变异活跃,各国不断出现高发和流行。多数国家流行的病原是甲3型流感病毒,也有国家以甲1型流感病毒为主。有迹象预示,发生较大变异的甲型病毒可能会在一些地区引起流感中度流行,或出现新亚型引起大规模流行。因此,应提高警惕,加强监测和预防。

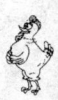

3 禽流感与人禽流感

1. 什么是禽流感、人禽流感？

禽流感是由甲型流感病毒引起的一种禽类（家禽和野禽）的感染和或疾病综合征，是世界动物卫生组织（OIE）规定的A类传染病，我国将其列为一类动物疫病。

甲型流感病毒某些亚型的毒株从禽类传染到人类，引起人类的急性呼吸道传染病，称为人禽流行性感冒，简称人禽流感。根据禽流感病毒的致病性和毒力的不同，可分为高致病性、低致病性和无致病性禽流感。其中由H5和H7亚型毒株（如：H5N1和H7N7）所引起的疾病称为高致病性禽流感，是造成人类禽流感的主要毒株。

2. 禽流感就是常说的鸡瘟吗？

禽流感又称真性鸡瘟或欧洲鸡瘟。高致病性禽流感传播快、危害大。我们通常所说的鸡瘟是指新城疫。两者病原不同,禽流感病毒属于正粘病毒科,新城疫病毒属于副粘病毒科。但两者的流行特点、症状、病变很相似。高致病性禽流感的潜伏期和病程比新城疫更短。新城疫病鸡的呼吸困难、嗦囊和口中的积液、呼吸困难时的咕咕叫声、典型的神经症状等各种表现,都较禽流感明显。两者的准确区别需依靠实验室诊断,病毒分离和血凝抑制试验。

3. 禽流感的传染源是什么?

禽流感和人禽流感的传染源主要为患病或携带病毒的禽类。在家禽中以鸡和火鸡最易感染禽流感病毒,其次是雉鸡和孔雀,鸭、鹅和鸽则较少感染。

不排除其它禽类或猪成为传染源的可能。

4. 禽流感在禽类间是如何传播的?

一般认为本病可以通过多种途径传播,如经消化道、呼吸道、皮肤损伤和眼结膜等途径传播。禽流感的扩散主要是通过粪便中大量的病毒粒子污染空气而引起的。病毒以气溶胶形态通过鼻内、气管内、口、眼结膜、肌肉内、腹腔内、静脉内、泄殖腔内等途径使易感禽感染。

带毒的种蛋可垂直传播。

野鸟特别是迁栖的水鸟,在本病的传播上有重要意义。迁徙的候鸟也可能把 H5N1 型病毒从一个国家带到另一个国家。

5. 禽流感经过什么途径传染到人？

（1）经过呼吸道飞沫与空气传播。病禽咳嗽和鸣叫时喷射出带有 H5N1 病毒的飞沫在空气中漂浮，人吸入呼吸道被感染而发生禽流感。

（2）经过消化道感染。进食病禽的肉及其制品、禽蛋，进食病禽污染的水、食物，用病禽污染的食具、饮具，或用被污染的手拿东西吃，都可导致人被感染而发病。

（3）H5N1 病毒接触损伤的皮肤或眼结膜可导致人被感染而发病。

（4）目前尚无人与人之间传播的确切证据。

6. 哪些人群易感染禽流感病毒？

人群对其普遍易感。禽流感特别容易袭击孩子、老人和体质较弱的人群。以 12 岁以下儿童发病率较高，可能是由于儿童接触鸡、鸟类及其排泄物机会多造成的。

7. 禽流感是否具有地区性和季节性特征？

地区性：19 世纪末至 20 世纪初，该病主要发生在欧洲、南美和东南亚等地区的一些国家和埃及，美国和苏联也有局部发生，现在几乎已遍布世界各地。2003 年 12 月以来的禽流感主要发生于东亚、东南亚。

季节性：从香港和越南这两次人类禽流感病的流行情况来看，四季均可发病，但冬春节发病者较多。

8. 目前传染到人类的高致病性禽流感的发生过程是怎样的？

1878年禽流感首次在意大利暴发流行，称真性鸡瘟；

1955年血清学证实真性鸡瘟的病原是甲型流感病毒；

1959年首次在苏格兰鸡中分离到了H5N1禽流感病毒；

1997年在香港首次发现禽类流感病毒侵犯人类。病原：甲型流感病毒中的H5N1型；

1998年8月，我国从5例人禽流感患者体内分离到甲型流感病毒H9N2亚型；

1999年3月，从香港两名1岁和4岁的流感康复女孩中分离到甲型流感病毒H9N2亚型。

2003年5月，欧洲数国禽流感病毒H7N7亚型流行，传染到人类。仅在荷兰一国，就有80多人感染上结膜炎，其中1人患肺炎死亡。

今年1月份以来，东南亚地区发生禽流感流行，病原为甲型流感病毒H5N1亚型。传染到人，多例死亡。

9. 禽流感病毒为什么能传染到人类？

基因研究结果表明，流感病毒具有一定的宿主特异性，一般禽流感病毒不会直接感染人类，但感染其他动物的事件时有报道。引起 1918 年世界第一次人类流感大流行的病毒是先在 1910 年由禽类感染了猪,然后再由猪把病毒传染给人类的。于是就有学者提出"二次跨越"论:禽类动物间流行的禽流感病毒先跨越物种的界限,传给其他动物,如猪、马、鲸、貂等,使病毒的基因比较接近能够感染人类的基因,而后再经过第二次跨越,成为侵犯人类的病毒。

1957 年和 1968 年的世界第二、三次人类流感大流行时,流行病毒株是人类与禽类病毒通过基因重组而来的,而且这些病毒是在猪中重组并在猪中引起了流感流行。因此又有人提出了"病毒基因混合器"论:当人流感病毒和禽流感病毒同时感染猪的时候,猪就起到一种"病毒基因混合器"的作用,将两物种的病毒基因重配,这样就出现了含有人流感病毒基因的禽流感病毒,使这种病毒获得了感染人类的能力。

香港的禽流感 H5N1 病毒感染人类未发现有猪的参与。感染的病人主要分布于检出禽流感病毒 H5N1 阳性鸡场附近,其中大部分人在发病前都有在市场接触了活禽类动物史,体内分离到的病毒株与禽流感病毒相似,未发现人与禽类病毒的基因重组。说明近年来的几次禽流感病毒侵犯人类事件是由人直接与禽类动物接触而感染的,没有经过猪或其他动物当"跳板"而直接跳跃到人类。

10. 患禽流感的禽类的病理变化是什么?

禽流感的特征性病理组织学变化为水肿、充血、出血和

"血管套"（血管周围淋巴细胞聚积）的形成，主要表现在心肌、肺脏、脑、脾脏、胰腺等。肝脏、脾脏及肾脏有实质性变化和坏死，但较轻。脑的变化包括：坏死灶、形成血管周围淋巴细胞血管套、神经胶质细胞增生、血管增生和神经元变化等从轻微到严重的非化脓性脑炎。此外，还有严重的坏死性胰腺炎和心肌炎。

11. 人禽流感的病理表现是什么？

有关人禽流感的病理资料还很少，只有香港的两例死亡禽流感患者的尸解结果可供参考。对两例死亡患者的病理学检查结果显示：组织学改变以反应性噬血细胞综合征为突出特征。其他发现包括伴有纤维化的弥漫性肺泡损伤、广泛肝小叶中心坏死、急性肾小管坏死、淋巴功能衰竭。

12. 人禽流感的临床表现是什么？

多为感染病毒后的1~3天（通常在7天以内）发病。起病急，早期主要呈普通型流感样表现，症状为发热，体温大多持续在39℃以上，持续1~7天；伴有流涕、鼻塞、咳嗽、咽痛、头痛和全身不适；部分患者可有恶心、腹痛、腹泻、稀水样便等消化道症状。病情较重的患者可迅速出现肺炎、急性呼吸窘迫综合征（ARDS）、肺出血、胸腔积液、全血细胞减少、肾功能衰竭、败血症、休克及Reye综合征等多种并发症。

13. 1997年香港的禽流感患者有何临床表现？

1997年香港共发生18例禽流感病例，6例死亡。Yuen KY等对其中12例的临床表现加以总结，从中可以了解禽流感病人的实际表现。12例病人中，男性7例，女性5例；死亡5例；年龄范围为1~60岁，年龄中位数为9岁。临床表现见表1。

表1　禽流感患者临床表现

症状	例数	症状	例数
发热	12	ARDS	6
上感症状	8	肺出血	1
肺炎	7	Reye综合征	1
消化道症状	6	全血细胞减少	2
肝功异常	6/10	肾功能衰竭	3

14. 什么是Reye综合征？

Reye综合征是儿童期病死率很高的急性病，多发生于流感、水痘或其他病毒感染后3~7日，阿司匹林等药物可诱发此病。特征为严重脑病伴显著脑水肿及弥漫性内脏尤其是肝脏脂肪浸润。神经系统表现为：呕吐、神志改变、昏迷、痉挛、惊厥、颅内高压、无脑膜刺激征。肝脏损害表现为：血清谷丙转氨酶升高、凝血酶原时间延长、血氨升高。肝活检示脂肪浸润。

1997年香港发生的第一例人禽流感是一个3岁男孩，该男孩就是死于Reye综合征及肺炎合并症。

15. 禽流感的化验检查有什么特殊表现？

一般项目检测：血常规提示白细胞总数一般不高或降低。重症患者多有白细胞总数及淋巴细胞下降。

病毒学检测：在患者呼吸道标本（如鼻咽分泌物、口腔含漱液、气管吸出物或呼吸道上皮细胞）中应用免疫荧光法或酶联免疫法可检测出甲型流感病毒核蛋白抗原（NP）及禽流感病毒H亚型抗原。

PCR检测：应用RT-PCR法可检测出禽流感病毒亚型特异性H抗原基因；同时可在以上标本中分离出禽流感病毒。

血清学检测：发病初期和恢复期双份血清抗禽流感病毒抗体滴度有4倍或以上升高，有助于回顾性诊断。

影像学检查：对于重症患者胸部X线检查可显示单侧或双侧肺炎，少数可伴有胸腔积液等。

16. 人禽流感患者的预后与哪些因素有关？

人禽流感的临床表现差异很大，影响人类禽流感预后的因素有：

（1）病毒的亚型：H5N1型病情较重，H9N2和H7N7型引起的人类感染较轻。

（2）入院治疗的早晚。

(3) 是否发生严重并发症。

(4) 发热程度及热程长短：体温越高，热程越长，病情就越重。

(5) 白细胞及淋巴细胞数量。

(6) 年龄对预后的影响，香港和越南的病例有所不同。香港的死亡病例除 1 例为 3 岁儿童，其余 5 例的年龄均大于 13 岁，5 岁以下的儿童多为轻症患者；而目前在越南禽流感流行中死亡的 13 例病人，有 12 例是儿童。

17. 如何诊断人禽流感病例？

人禽流感病例的诊断包括三种情况，即医学观察病例、疑似病例、确诊病例，这三种病例的诊断条件为：

(1) 医学观察病例：有流行病学史或与人禽流感患者有密切接触史，1 周内出现临床表现者。

(2) 疑似病例：满足（1）的要求，患者呼吸道分泌物标本采用甲型流感病毒和 H 亚型单克隆抗体抗原检测阳性者。

(3) 确诊病例：满足（1）或（2）的要求，从呼吸道标本分离到特定病毒，且发病初和恢复期双份血清抗禽流感病毒抗体滴度 4 倍或以上升高者。

18. 诊断人禽流感时流行病学史是指哪些情况？

诊断禽流感时，流行病学史是指如下四种情况：

(1) 发病前 1 周内曾到过禽流感暴发疫点的人员。

（2）与被感染的禽类及其分泌物、排泄物等有密切接触的人员。

（3）从事禽流感病毒实验室工作的人员。

（4）与禽流感患者有密切接触的人员。

19. 如何对禽流感患者进行对症治疗？

对疑似和确诊患者均应进行隔离。

治疗上主要是对症治疗。密切观察病情，尽早休息和住院，及时发现和处理各种并发症，多饮水。伴有咳嗽的患者可用止咳化痰药物，结膜炎患者可给予含抗菌药物的眼药水滴眼。发热者应用退热药、缓解鼻粘膜充血药、止咳祛痰药等。儿童忌用阿司匹林及其他水杨酸制剂，避免引起儿童 Reye 综合征。

重症患者应注意保护心、肝、肾等重要脏器的功能。转氨酶升高的患者应给予保肝药物治疗，可选用氧自由基拮抗剂和甘草酸类药物。记录每日的出入量，尿量减少可适当使用利尿剂。对老年人或并发心肌炎的儿童，应注意防止心衰。

20. 如何对禽流感患者进行抗病毒治疗？

目前证明有效的抗病毒药物有两类，不过应注意，这些药物有一定的抗病毒作用，但并不是特效药。

（1）作用于病毒 M2 蛋白的药物

金刚烷胺（amantadine）：成人剂量为每次 100mg，每天两次，共 5 天；1~9 岁儿童为每天 5mg/kg，分 2 次口服，每日总量不超过 150mg。老年人及肾功能受损者剂量酌减。

金刚乙胺（rimantadine）：每次应用剂量与金刚烷胺相同，但其口服后吸收较慢，血浆浓度低，半衰期为 24~36 小时。因此，每日仅服一次，且神经系统不良反应比金刚烷胺少见。

（2）神经氨酸酶抑制剂：

扎那米韦（zanamivir）：每日 10mg，分两次吸入，一次 5mg，间隔约 12 小时，连用 5 天。

奥司他韦（oseltamivir）：每次 75mg，2 次/日，疗程 5 天。在出现症状的 2 天内开始服药。

21. 禽流感患者需要使用抗生素吗？

从理论上讲，禽流感是一种病毒感染，不需要使用抗生素，但在发病早期，确定禽流感病毒感染之前，不能除外细菌、支原体、衣原体等感染，可以诊断性或预防性使用抗生素，以红霉素类药物为佳，对革兰阳性球菌、革兰阴性杆菌、支原体、衣原体、立克次体均有一定作用。

在病情进展过程中，尤其是重症患者，常并发败血症和细菌性肺炎，需要使用抗生素治疗继发感染。应选择以抗球菌为主的广谱抗生素或联合应用。及时留取标本，做细菌培养，根据药敏结果选用抗生素。

22. 治疗禽流感能使用糖皮质激素吗？

轻症禽流感患者不需要使用糖皮质激素。但部分患者病情进展迅速,中毒症状重,易合并呼吸衰竭、心功能衰竭、循环衰竭、脑水肿等严重并发症。如不能及时阻断病情进展,预后较差。此类患者,可以使用糖皮质激素治疗。但应注意使用时机、剂量和疗程。病情严重的患者,建议及时用药,在病程的中、晚期用药易出现严重副作用。剂量以地塞米松10mg/日或甲基强的松龙80mg/日为宜,不要超过地塞米松40g/日或相应剂量的甲基强的松龙。疗程最好控制在1周以内。

23. 人禽流感的呼吸支持治疗

香港和近来越南等国发生的人类禽流感病毒H5N1感染者中半数以上有肺部并发症,因此呼吸支持疗法相当重要。住院患者应加强血氧饱和度和血氧分压的监测,有呼吸困难者应给予氧疗;在吸氧的情况下,血氧饱和度仍低于92%者应考虑使用辅助呼吸通气治疗。

4 禽流感及人禽流感的预防和控制

1. 为什么禽流感的预防难度很大?

(1) 禽流感病毒感染宿主的多样性,使禽流感防不胜防。禽流感病毒可以感染多种禽类,包括家禽、野禽、水禽和野生水禽、迁徙鸟等,还可以感染猪、马、鲸鱼、雪貂等多种动物和人。

(2) 禽流感病毒基因的多节段性决定了其血清型众多,变异性极强,高致病力毒株常突然出现,加之亚型之间交叉免疫性差,使禽流感的预防非常困难。

(3) 禽流感病毒毒株之间毒力差异巨大,危害程度不一,低致病力毒株可以突然突变为高致病力毒株。

(4) 空气传播为主,水也可传播,使禽流感一旦发生,传播速度极快。

2. 如何预防禽流感的发生？

（1）加强禽流感的疫情监测，及时了解禽流感病毒亚型毒株的动态变化，研制多价灭活疫苗或高科技疫苗。

（2）加强国家海关进口禽类检疫，防止高致病性禽流感病毒自国外传入。

（3）做好国内家禽流通领域的检疫和监测，一旦发现疫情，及时采取措施。

（4）严格执行和完善养禽场的经常性生物安全措施，防止禽流感病毒传入养禽场。

3. 发生高致病性禽流感疫情后应采取哪些措施？

（1）及时发现，早期诊断，采取措施，防止疫情扩散。一旦发现高致病性禽流感症状的可疑鸡群，就应进行流行病学调查，采样送检，及时确诊。

（2）划定疫区，设立检疫站，进行消毒和封锁。

（3）对所有被高致病性禽流感病毒感染的禽类进行扑杀；对可疑的鸡群进行病毒分离，阳性者全群扑杀；对健康鸡群，每周检查2次，如发现感染者，全群扑杀。被扑杀的禽类及其污染物要进行无害化处理。

（4）对被污染的设备、禽舍、车辆、工作人员衣物及鸡场内的垃圾等全面消毒。

（5）对疫区和受威胁区内的易感禽，进行高密度的紧急免疫接种。

4. 如何进行禽类的免疫预防？

灭活疫苗具有良好的免疫保护性，是预防本病的主要措施、关键环节和最后防线，应选择与本地流行的禽流感病毒毒株亚型相同的灭活疫苗免疫。鸭的免疫程序为5~15日龄首免（剂量0.3~0.5ml/羽）、40~55日龄二免（剂量0.5~1.0ml/羽）、开产前10~15天三免（剂量1.0~1.5ml/羽）、产蛋中期四免（剂量同三免）。鹅的免疫程序与鸭相近，但剂量需适当加大。

5. 如何对仅出现动物禽流感疫情的地区进行消毒？

（1）对死禽和宰杀的家禽、禽舍、禽粪进行终末消毒。

（2）对划定的动物疫点内病、死禽可能污染的物品进行消毒。

（3）对划定的动物疫区内的饮用水应进行消毒处理，对流动水体和较大的水体等消毒较困难者可以不消毒，但应严格进行管理。

（4）对划定的动物疫区内可能污染的物体表面在出封锁线时进行消毒。

（5）必要时对禽舍的空气进行消毒。

应由各级疾病预防控制机构配合农业部门进行消毒工作，指导现场消毒，并进行消毒效果评价。

6. 可以对感染高致病性禽流感病毒的禽类进行治疗吗?

不可以。对禽流感目前尚无可靠的特异性的治疗方法,在禽流感流行过程中,不能进行治疗,以防止疫情扩散。并且如果使用抗病毒药物,有可能在禽产品中造成残留,进入人体。所以,抗病毒药物不可以当做兽药。

7. 如何对密切接触者进行医学观察?

对与病、死禽有密切接触的人群,自最后接触病、死禽之日起进行医学观察7天,并填写相应报表汇总,上报卫生防疫部门。

8. 对与禽流感病毒有密切接触的人群处理原则是什么?

(1)医学观察7天。在观察期间不限制医学观察对象的活动,但观察对象活动范围需在动物禽流感疫区范围内(疫点周围半径3公里)。

(2)对其进行禽流感临床特点、传播途径及相关防治知识的宣教。

(3)观察期内由当地卫生行政部门指定的医疗卫生人员对其每日进行1次体温测试,以了解其身体健康状况并填写《禽流感密切接触者医学观察登记表》和按照《禽流感密切接触者医学观察统计日报表》每日上报到县级疾控机构。各级疾控机构每日按《禽流感密切接触者医学观察每日统计汇总表》汇总,报上一级疾病预防控制中心和同级卫生行政部门。省级卫生行政部门每日12时将前1日附表3上报卫生部。

（4）对出现异常的临床表现（如：体温≥38℃伴咳嗽或咽痛等症状）的，应进行流行病学调查，并按照《人禽流感诊疗方案》进行诊断治疗。

（5）当出现禽流感疫情在人与人之间传播时，对密切接触者应进行隔离医学观察。

9. 一级防护适用于哪些人员？

（1）对禽流感疑似或确诊病例的密切接触者及病死禽的密切接触者进行医学观察和流行病学调查的人员。

（2）对疫点周围3公里范围内（疫点除外）的家禽进行捕杀和无害化处理及对禽舍和其他场所进行预防性消毒的人员。

10. 一级防护措施包括哪些内容？

（1）戴16层棉纱口罩（使用4小时后，消毒更换），穿工作服，戴工作帽和乳胶手套。

（2）对疫点周围半径3公里范围内的家禽进行宰杀、无害化处理和预防性消毒的人员还应戴防护眼睛、穿长筒胶鞋、带橡胶手套。

（3）每次实施防治处理后，应立即清洗和消毒手部。

11. 二级防护适用于哪些人员？

（1）进入医院污染区的人员；采集疑似病例、确诊病例咽拭子的人员；处理病人分泌物、排泄物的人员；处理病人使用过的物品和死亡病人尸体的人员以及转运病人的医务人员和司机。

（2）对禽流感疑似或确诊病例进行流行病学调查的人员。

（3）在疫点内对禽流感染疫动物进行标本采集、捕杀和无害化处理以及进行终末消毒的人员。

12. 二级防护措施包括哪些内容？

（1）穿普通工作服、戴工作帽、外罩一层防护服、戴防护眼镜和防护口罩（离开污染区后更换），戴乳胶手套、穿鞋套。进行家禽的宰杀和处理时，应戴橡胶手套，穿长筒胶鞋。

（2）每次实施防治处理后应立即清洗和消毒手部，方法同一级防护。

13. 三级防护的适用人员及防护措施是什么？

确定禽流感可由人传染人时，对病人实施近距离高危操作，如气管插管、气管切开等医疗卫生人员，适用三级防护。措施为：除按二级防护要求外，将口罩、防护眼镜换为全面型呼吸防护器（符合N95或FFP2级标准的滤料）。

14. 对存在职业暴露危险的人员其手部的清洁有哪些要求?

1)在以下情况下均应及时清洗手部。

(1)接触确诊禽流感病人和疑似病人前后。

(2)接触血液、体液、排泄物、分泌物和被污染的物品后。

(3)进入和离开隔离病房穿戴防护用品前、脱掉防护用品后。

(4)在同一病人身上,从污染操作转为清洁操作之间。

(5)戴手套之前,摘手套之后。

2)以下情况均应及时对手进行消毒处理。

(1)接触每例确诊禽流感病人和疑似病人之后。

(2)接触感染的伤口和血液、体液、排泄物和分泌物之后。

(3)离开隔离病房、ICU等污染区域脱掉防护用品后。

(4)接触被禽流感病毒污染的物品之后。

15. 如何对出现人禽流感疫情的地区进行消毒?

(1)加强对人禽流感疫点、疫区现场消毒的指导,进行消毒效果评价。

(2)对病人的排泄物、病人发病时生活和工作过的场所、病人接触过的物品及可能污染的其他物品进行消毒。

(3)对病人诊疗过程中可能的污染,同时按肠道传染病和呼吸道传染病的要求进行消毒。

16. 如何对禽舍、厕所和病家的地面、墙壁、门窗进行消毒？

应用 0.1% 过氧乙酸溶液或 500mg/L 有效氯含氯消毒剂溶液喷雾。泥土墙吸液量为 150~300ml/m², 水泥墙、木板墙、石灰墙为 100ml/m², 地面喷药量为 200~300ml/m²。以上消毒处理，作用时间应不少于 60 分钟。

17. 如何对纺织品进行消毒？

对耐热、耐湿的纺织品可煮沸消毒 30 分钟，或用 250mg/L 有效氯的含氯消毒剂浸泡 30 分钟。不耐热的纺织品可采取过氧乙酸薰蒸消毒。消毒时，将欲消毒衣物悬挂在密闭空间，按每立方米用 15% 过氧乙酸 7ml（1g/m³），将过氧乙酸放置于瓷或玻璃容器中，加热薰蒸 2 小时。

18. 如何对动物及病人的排泄物、分泌物和呕吐物进行消毒？

对稀薄者，每 1000ml 可加漂白粉 50g，搅匀放置 2 小时。尿液每 1000ml 加入漂白粉 5g 混匀放置 2 小时。成形粪便可用 20% 漂白粉乳剂 2 份加于 1 份粪便中，混匀后，作用 2 小时。对厕所和禽舍的粪便可以集中消毒处理时，可按粪便量的 1/10 加漂白粉，搅匀加湿后作用 24 小时。

19. 如何对餐（饮）具进行消毒？

首选煮沸消毒 15 分钟，也可用 0.1%过氧乙酸溶液或 500mg/L 有效氯含氯消毒剂溶液浸泡 20 分钟后，再用清水洗净。

20. 如何对食物进行消毒？

生吃的瓜果、蔬菜类可用 0.1%过氧乙酸溶液浸泡 10 分钟。病人的剩余饭菜不可再食用，可将其煮沸 30 分钟，或用 20%漂白粉乳剂浸泡 2 小时，也可焚烧处理。

21. 如何对盛排泄物或呕吐物的容器进行消毒？

可用 1000mg/L 有效氯含氯消毒剂溶液或 0.2%过氧乙酸溶液浸泡 30 分钟，浸泡时，消毒液要漫过容器。

22. 如何对运输工具进行消毒？

车、船内外表面和空间可用 0.1%过氧乙酸溶液或 500mg/L 有效氯含氯消毒剂溶液喷洒至表面湿润，作用 60 分钟。

23. 如何对垃圾进行消毒？

可燃物质尽量焚烧，也可喷洒 10000mg/L 有效氯含氯消毒剂溶液，作用 60 分钟以上，消毒后深埋。

24. 如何对污水进行消毒？

对小水体的污水每 10L 加入 10000mg/L 有效氯含氯消毒溶液 10ml，或加漂白粉 4g。混匀后作用 1.5~2 小时，余氯为 4~6mg/L 时即可。较大的水体应加强管理，疫区解除前严禁使用。

25. 如何对空气进行消毒？

对细菌繁殖体和病毒污染的空气，可密闭房屋，每立方米用 15% 过氧乙酸溶液 7ml（1g/m³），将溶液放入瓷或玻璃器皿中加热蒸发，薰蒸 1 小时，即可开门窗通风。或以 0.5% 过氧乙酸溶液（8ml/m³）气溶胶喷雾消毒，作用 30 分钟。

26. 各级各类医疗保健机构如何上报人禽流感疫情？

（1）各类医疗保健机构实行首诊医生负责制。医务人员在接诊、收治人禽流感确诊病例或疑似病人时，无论患者是否为本地户籍，应立即向医院指定部门报告；对发现人禽流感确诊病例或疑似病例，医生要认真填写《传染病报告卡》；对转院病人或再次就诊病人应注明前几次接诊医院，并立即通过电话、传真或计算机网络向当地和病人所在地疾病预防控制机构报告疫情，同时寄送《传染病报告卡》。如通过网络直报则勿需再寄送传染病报告卡。

（2）当确诊病例、疑似病例痊愈出院或死亡时，应将病人的诊断、转归等情况向当地疾病预防控制机构报告，并由网络直报人员，通过网络直报系统，对原报告卡及时作出订正和转归报告。

（3）人禽流感确诊病例或疑似病例转院报告。人禽流感确诊病例或疑似病例发生转院时，网络直报人员需将《传染病报告卡》随病人一并转出，并通知接受转入患者的医疗保健机构，在网络直报系统中，对转出单位已报告的患者信息进行接管确认。如转入患者的医疗保健机构不具备上网条件，该患者的信息由所在地县（区）疾病预防控制中心代为处理。

27. 人禽流感疫情报告的程序和时限是什么？

（1）责任报告单位和报告人在接诊人禽流感确诊病例或疑似病例时，城镇应于2小时、农村应于6小时内以电话或传真和计算机网络向当地县级疾病预防控制机构报告疫情。

（2）县级疾病预防控制机构接到疫情报告后，应于2小时内上报上级疾病预防控制机构和同级卫生行政部门。

（3）卫生行政部门接到疫情报告后，应于2小时内向本级人民政府报告，同时报告上级卫生行政部门和国务院卫生行政部门。

28. 何为疫情日报和"零"报告？

在人禽流感流行期间，根据卫生部要求，每日上午10时前将过去24小时的人禽流感确诊病例、疑似病例发病、转归等情况汇总，以电话或传真方式向当地疾病预防控制机构报告，包括"零"病例的报告。

其他疾病转为人禽流感的病例按诊断为人禽流感的时间报告《传染病报告卡》。

29. 疫情的报告方式是什么？

（1）县及县级以上医院及有条件的乡镇卫生院，通过当地疾病预防控制中心下发的登录帐号（用户ID）和密码进行网络直报，报告内容包括首次病例报告、订正报告和转归报告。所填写的《传染病报告卡》由本院防保科存档备查。

（2）暂无条件进行网上直报的乡镇卫生院，应通过最快方式将《传染病报告卡》上报当地县级疾病预防控制机构；县级疾病预防控制机构接到《传染病报告卡》后，应开展流行病学调查，填写《人禽流感病例个案调查表》，并通过录入网络直报，报送上一级疾病预防控制机构。

30. 标本在运送过程中有哪些要求？

所有采集的标本应在医院采集时立即分装，一式两份，其中一份单独保存，以备复核。采集的标本若不能在24小时内送达，则应尽快在-70℃以下保存。无-70℃条件的需在-20℃冰箱短时间暂存，并尽快联系递送标本。

31. 对标本的包装有哪些要求?

(1) 标本必须放在大小适合的带螺旋盖内有橡胶圈的塑料管里,拧紧。

(2) 将密闭后的标本放入大小适合的塑料袋内密封,每袋装一份标本。

(3) 直接在塑料管上用油性记号笔写明样本的种类、采样时间、编号、姓名,同时也将标本有关信息填在禽流感人体标本送检登记表,连同塑料管用另一塑料袋密封。

(4) 将装标本的密封袋放入专用运输箱内(或疫苗冷藏包),放入冰排,然后以柔软物质填充,内衬具吸水和缓冲能力的材料。同一患者2份以上的密封标本,可以放在同一个塑料袋内做再次密封。若将进行病毒分离,可将密封好的装有标本的容器直接放入液氮运输罐内运输。所有容器必须印有生物危险标识。